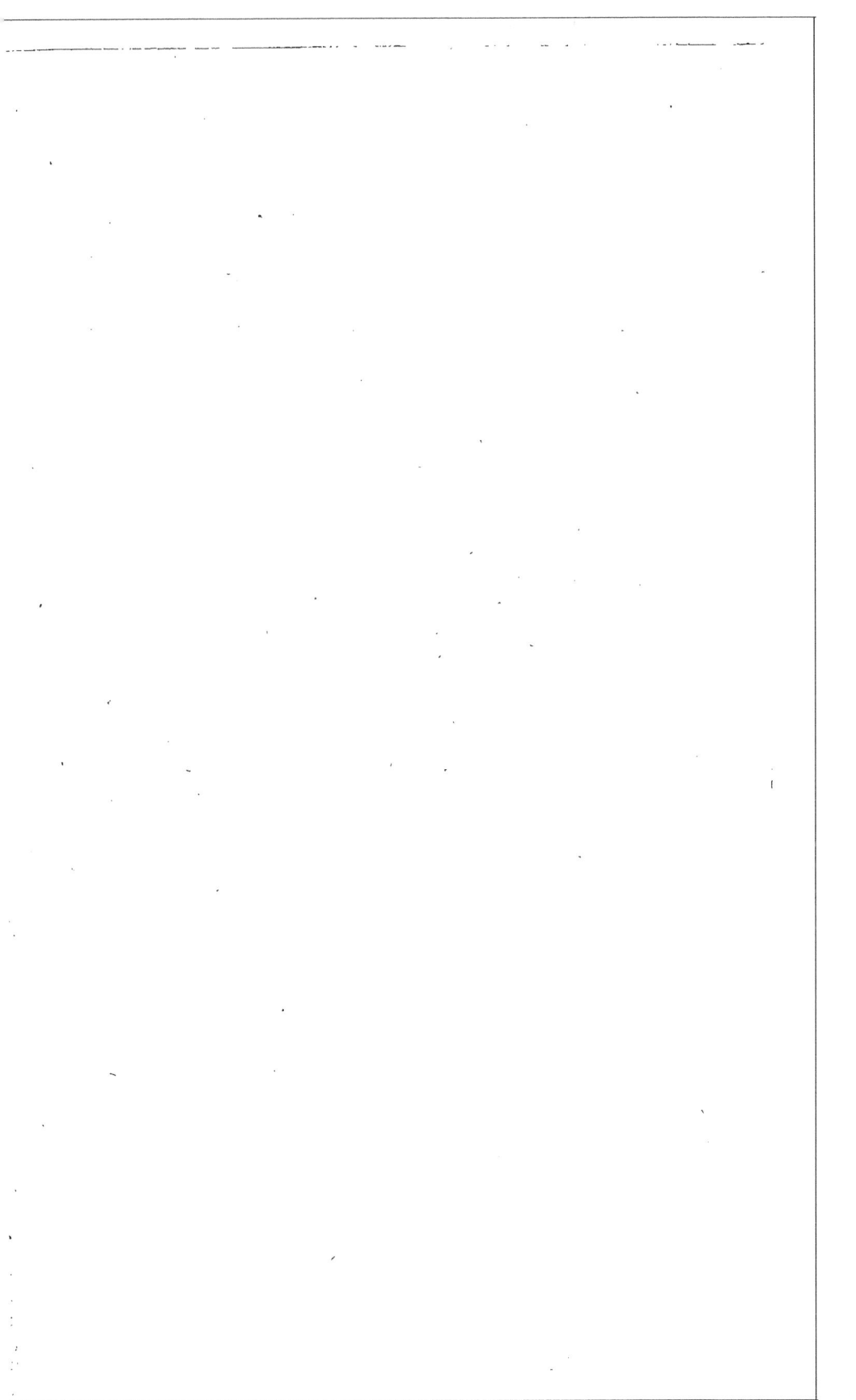

T c 15.

SOCIÉTÉ IMPÉRIALE ET CENTRALE D'AGRICULTURE.

MÉMOIRE

SUR

PLUSIEURS RÉACTIONS CHIMIQUES

QUI INTÉRESSENT

L'HYGIÈNE DES CITÉS POPULEUSES,

lu à l'Académie des sciences le 9 et le 11 novembre 1846,

PAR M. E. CHEVREUL.

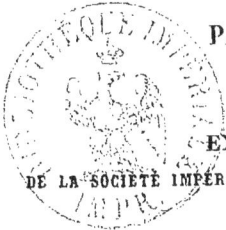

EXTRAIT DES MÉMOIRES

DE LA SOCIÉTÉ IMPÉRIALE ET CENTRALE D'AGRICULTURE. — ANNÉE 1853.

Je me suis borné, dans le *Compte rendu des séances de l'Académie des sciences* (tome XXIII, page 779), à la simple indication de plusieurs passages de mes anciens écrits, que j'ai rappelés à cause de leur intime relation avec un travail d'hygiène publique depuis longtemps commencé dont j'ai cru devoir dire quelques mots à l'Académie après avoir entendu la lecture du dernier mémoire de M. Dumas. En composant un écrit spécial sur ce sujet, en liant des résultats déjà publiés à des recherches encore inédites, je me conforme au désir qu'ont exprimé M. Dumas lui-même et plusieurs autres de mes confrères.

Je divise ce mémoire en deux parties : la première comprend le résumé de mes publications sur la conversion des sulfates alcalins en sulfures opérée par différentes matières organiques ; la seconde, des considérations sur l'hygiène des cités populeuses.

1

PREMIÈRE PARTIE.

RÉACTION DES SULFATES ALCALINS ET DE PLUSIEURS MATIÈRES
ORGANIQUES.

§ I.

Considérations générales sur les eaux naturelles.

J'ai traité, dans le **Dictionnaire des sciences naturelles,** des
EAUX que la nature nous offre relativement aux corps qui
sont capables d'en altérer la pureté à cause de leur solubilité et
de ce qu'ils se trouvent naturellement exposés à leur contact,
en ayant principalement égard aux circonstances suivantes :
la *température de l'eau,* la *pression qu'elle supporte,* son *état
de mouvement* ou de *repos,* enfin *son contact* ou *son non-con-
tact avec l'air atmosphérique.* L'avantage de cette manière de
voir a été de résumer en quelques pages un très-grand nombre
de faits en coordonnant, autour de quelques-uns pris comme
principe , un très-grand nombre d'autres qui ne sont que de
simples conséquences des premiers.

Supposons que de l'eau privée du contact libre de l'air re-
çoive des matières organiques , elle va acquérir des proprié-
tés plus ou moins désagréables à nos sens, suivant que ces
matières, en s'altérant, donneront naissance à des produits
d'une odeur plus ou moins fétide, d'une saveur plus ou moins
désagréable, et suivant que ces produits seront en plus grande
quantité. Que *l'eau contienne, en outre, des sulfates alcalins,
et cette circonstance sera la cause d'une nouvelle altération de
l'eau envisagée au point de vue économique, lors même que les
matières organiques ne s'y trouveraient qu'en une proportion
assez faible pour ne pas l'altérer, s'il y avait absence de sulfates.* Mais, ceux-ci présents, l'affinité de leur oxygène pour la
partie combustible de la matière organique, et l'affinité du
soufre pour le potassium, sodium ou calcium des sulfates sup-
posés alcalins, opèrent la conversion de ces sels en sulfures

fétides. Si l'eau stagnante, au lieu d'être privée du contact
libre de l'atmosphère, s'y trouve exposée, et toutes choses
étant pareilles d'ailleurs, elle sera moins disposée à l'infection, par la raison que la matière organique prendra l'oxygène à l'atmosphère pour se brûler, et que dès lors la production des sulfures n'aura plus lieu. Admettez, en outre, que
des végétaux aquatiques puissent se développer au milieu du
liquide, et une nouvelle cause d'assainissement surviendra,
parce que les végétaux s'empareront d'une portion de la matière organique comme engrais, et que leurs parties vertes
submergées, frappées par la lumière, dégageront de l'oxygène, qui concourra, avec celui de l'atmosphère, à brûler la
matière organique. Enfin, après avoir considéré l'atmosphère
comme le réservoir d'un agent chimique de salubrité des
eaux, je le considère, au point de vue mécanique, comme un
simple espace où les corps odorants susceptibles de rendre les
eaux infectes tendent à se répandre.

Voilà donc l'influence de l'air et celle des végétaux aquatiques sur les eaux stagnantes appréciées; maintenant suppo-
sez l'eau en mouvement au milieu de l'atmosphère, et vous
apercevrez aussitôt l'effet de cette circonstance pour augmenter la diffusion de l'oxygène dans le liquide et la diffusion de
ses matières odorantes dans cette même atmosphère.

C'est après avoir considéré les eaux naturelles à ce point
de vue que j'insiste sur l'utilité du conseil que M. Thénard
avait donné aux habitants de la Hollande d'établir un courant d'air dans les citernes où ils recueillent les eaux pluviales.

§ II.

*Expériences sur la conversion des sulfates alcalins en sulfures
par des matières organiques.*

Tel est le résumé des considérations générales qui servent
d'introduction à l'article EAUX NATURELLES imprimé, en 1819,
dans l'ouvrage cité plus haut. On lit à l'article *hydrosulfurique (acide)*, page 293 du tome XXII, publié en 1821 :

« Le gaz hydrosulfurique se dégage des matières organi-
« ques en décomposition ; il se reconnaît à son odeur et à la
« couleur noire qu'il donne à l'argent, au cuivre qui sont
« exposés aux émanations de ces matières. Quand il est pro-
« duit aux dépens du soufre contenu dans la matière orga-
« nique, il est toujours en petite proportion par rapport aux
« gaz qui se sont développés en même temps que lui.

« *Nous nous sommes assuré que, dans beaucoup de cir-*
« *constances, l'acide hydrosulfurique, et même le soufre qu'on*
« *rencontre dans des eaux où il y a des matières organiques*
« *en putréfaction, proviennent de ce que des sulfates contenus*
« *dans ces eaux sont réduits en hydrosulfates par le carbone*
« *et l'hydrogène des matières organiques.* Nous nous en
« sommes convaincu en suivant la putréfaction, en vaisseaux
« clos, d'un grand nombre de ces matières submergées dans
« l'eau de puits et dans l'eau distillée. *Dans le premier cas,*
« *le liquide, au bout de trois ans, contenait un hydrosulfate*
« *et avait déposé des cristaux de soufre; dans le second cas,*
« *il n'en contenait point, et il n'avait point déposé de soufre.* »
J'ajouterai le passage suivant, extrait de ma sixième leçon
de chimie appliquée à la teinture, page 48, publiée en **1829**.

« On trouve l'acide hydrosulfurique dans les eaux miné-
« rales, et généralement dans *toutes les eaux qui contiennent*
« *du sulfate de chaux et des matières organiques et qui n'ont*
« *pas le contact de l'air.* Telle est *l'origine de l'acide hydro-*
« *sulfurique :* 1° *dans les eaux de la Bièvre qui séjournent*
« *dans une citerne ;* 2° *dans les eaux qui contiennent du sul-*
« *fate de chaux, qu'on a renfermées dans les tonneaux dont*
« *l'intérieur n'a pas été charbonné.* La matière végétale du
« tonneau, en réagissant sur le sulfate de chaux, le convertit
« en hydrosulfate. *Cette conversion du sulfate de chaux en*
« *hydrosulfate s'opère, pendant la chaleur de l'été, dans la*
« *rivière même de Bièvre.* »
Je choisis les expériences que je vais décrire parmi celles
que j'entrepris pour m'assurer de l'influence réelle des tonneaux sur l'altération des eaux sulfatées qu'on y renferme.

Ayant mis, dans un flacon de verre fermant à l'émeri, de l'eau de puits de Paris avec des copeaux de Chêne ou de Mairin, elle devint fétide, tandis que de l'eau distillée, renfermée de la même manière avec des copeaux de Chêne, se colora sans acquérir de mauvaise odeur, et que de l'eau de puits aussi renfermée dans un flacon de verre, mais sans addition d'aucune matière, ne subit aucun changement appréciable.

J'obtins une solution de sulfure de calcium en mettant de l'eau distillée, du sulfate de chaux en poudre et des feuilles de Tilleul dans un flacon fermé à l'émeri.

Ces expériences expliquent bien, je crois, l'utilité qu'il y a de carboniser l'intérieur des tonneaux destinés à renfermer l'eau potable dans les voyages de long cours, pratique prescrite par Berthollet, dont les avantages ont été constatés par l'amiral Krüsenstern dans son mémorable voyage de circumnavigation. Il est clair, d'après les principes précédents, que la carbonisation a surtout pour objet de détruire les matières solubles que l'eau enlève au bois de Chêne non carbonisé.

§ III.

De la présence de l'acide sulfhydrique dans plusieurs sortes d'eaux souterraines.

Préoccupé de la facilité avec laquelle les sulfates sont décomposés par des matières organiques, je cherchai la présence des sulfures et celle de l'acide sulfhydrique dans toutes les eaux souterraines que je pus étudier. C'est ainsi que je constatai la présence de ce gaz dans l'eau du puits artésien de la gare de Saint-Ouen; qu'en 1830 je le reconnus dans les gaz qui se dégagent des eaux ferrugineuses de Spa, où sa présence n'avait point été soupçonnée; et ici je ne parle pas de l'eau de la *Geronstère*, qui a toujours été considérée comme décidément sulfureuse par tous les chimistes qui savent se servir des réactifs, je veux désigner les gaz qui se dégagent des sources du *Pouhon*, du *Tonnelet*, de la *Sauvinière* et du *Groshek*.

Je constatai qu'ils noircissaient le papier imprégné d'acétate de plomb qu'on plongeait, durant un quart d'heure, dans leur atmosphère. C'est ce procédé dont j'avais recommandé l'usage dès l'année 1808 (*Annales de chimie*, tome LXVIII, page 294). M. Plateau, occupé, à cette époque, de l'analyse des eaux de Spa, fut témoin de mes résultats, et M. Fontan, qui est allé à Spa longtemps après moi, cite mon opinion sur la nature sulfureuse de la Geronstère, sans parler de mes expériences sur les gaz des autres sources; il recommande, pour reconnaître l'acide sulfhydrique, précisément le procédé dont je me suis servi. Je retrouvai encore, en 1830, le même acide dans les gaz qui se dégagent des eaux de Baden-Baden et d'un grand nombre d'autres sources moins connues.

§ IV.

De l'altération de l'eau de mer.

Dans le courant de l'année 1841, M. le ministre de la marine m'ayant confié l'examen de plusieurs produits que l'on disait avoir été obtenus de la distillation de l'eau de mer et rendus salubres par différents procédés tenus secrets, j'eus l'occasion d'ajouter de nouvelles observations à celles que j'ai mentionnées sur la réaction des sulfates alcalins et des matières organiques; je vis qu'en été il suffit de quelques jours pour que l'eau de mer, renfermée dans des vaisseaux de verre avec des copeaux de Chêne, se change en sulfure fétide. Cette réaction explique la corruption de l'eau de mer, qui, ayant pénétré au fond de cale d'un vaisseau, se trouve soustraite au contact libre de l'atmosphère en même temps qu'elle reçoit des matières organiques capables de changer les sulfates en sulfures. Dans le cours de cette année 1841, j'eus l'occasion d'observer un fait remarquable relatif au changement dont je parle, c'est que toutes les matières organiques ne sont pas capables de l'opérer; par exemple, des copeaux de Sapin peuvent être conservés pendant plusieurs années avec l'eau de

mer sans en altérer le sulfate. Je présente à l'Académie trois
flacons mis en expérience depuis 1841 ; le premier renferme
de l'eau de mer ; le second, de l'eau de mer avec des copeaux
de Sapin ; le troisième, de l'eau de mer avec des copeaux de
Chêne. Dans les deux premiers, l'eau a conservé sa limpi-
dité ; dans le troisième, elle est devenue brune et a acquis une
odeur sulfureuse qui dure encore, tandis que l'eau du second
flacon n'est pas altérée ; seulement elle a pris au Sapin l'odeur
qui lui est propre.

En examinant, avec M. l'ingénieur de la marine Lebas, le
produit de la distillation de l'eau de mer dans divers appareils
de cuivre, nous reconnûmes qu'il est excessivement difficile
d'éviter la présence de ce métal dans ce produit. Tel est le
motif qui nous a déterminé à proposer à M. le ministre de la
marine de prendre la disposition suivante ; « Sur tous les
« bâtiments de la flotte où un appareil distillatoire sera éta-
« bli, le docteur du bord sera chargé de constater, au moyen
« de l'eau hydrosulfurée ou d'une solution de sulfure alca-
« lin neutre, l'absence du cuivre dans l'eau destinée à la
« boisson des hommes. » Et à ce sujet j'ai proposé de rem-
placer les solutions sulfurées précitées par de l'eau de mer
renfermée, avec des copeaux de Chêne, dans de petits flacons
à l'émeri de 1 décilitre qu'on tiendrait à une température
de 15 à 25 degrés. Enfin M. Lebas et moi avons constaté que
le passage de l'eau distillée qui tient en solution de la matière cuivreuse au travers du charbon l'en dépouille, conformément à l'affinité de ce corps pour les sels, les sulfures, les
oxydes que je lui ai reconnue dès 1809 (*Annales de chimie*,
tome LXXIII, page 177).

§ V.

Influence des sulfates réduits en sulfures sur l'oxygène
d'atmosphères limitées.

J'ai reconnu, par l'analyse, que des atmosphères limitées,
impropres à entretenir la vie des hommes et des animaux,

ne devaient point cette propriété, comme on le soupçonnait, à la présence du gaz sulfhydrique, mais bien à ce que des sulfures en avaient absorbé l'oxygène (1). M. Félix Leblanc a pareillement observé une diminution d'oxygène dans l'atmosphère d'une galerie de mine où il y avait des sulfures métalliques efflorescents.

§ VI.

Acide volatil odorant produit par la putréfaction d'un grand nombre de matières azotées.

Il est nécessaire encore, pour l'objet que je me suis proposé en rédigeant cette note, de citer l'article *fermentation putride* du *Dictionnaire des sciences naturelles*, tome XVI, page 448. En parlant avec insistance de l'obscurité de la science sur ce sujet, à l'époque où paraît cet article (1820), je mentionne la putréfaction des matières animales en général et celle des tendons en particulier comme donnant naissance à un acide volatil d'une odeur très-désagréable, neutralisant pour 100 parties une quantité de base dont l'oxygène est 12. Cet acide est remarquable par sa facile production et par son abondance dans la plupart des cas où des matières azotées végétales ou animales se putréfient. — Par la beauté des cristaux de plusieurs de ses sels et par la fétidité de son odeur, c'est lui qui donne aux colles fortes l'odeur désagréable qu'on leur connaît, lorsque les matières avec lesquelles on les a préparées se sont aigries. — Il contribue également à la fétidité des vieilles cuves d'inde ou de pastel; enfin il existe dans un très-grand nombre de produits altérés d'origine organique où personne encore ne l'a mentionné. —Il appartient au groupe des acides gras, volatils, que j'ai fait connaître; mais c'est des acides phocénique et butyrique qu'il se rapproche le plus par son odeur. —J'espère être bientôt en mesure d'en exposer l'histoire à l'Académie. — Je me borne à

---

(1) *Comptes rendus de la Société royale et centrale d'agriculture.*

faire remarquer que la présence de ce corps dans un grand nombre de produits fétides explique comment les bases salifiables, et particulièrement la chaux, peuvent, en le neutralisant, faire alors l'office de désinfectant.

DEUXIÈME PARTIE.

DU SOL DES CITÉS POPULEUSES AU POINT DE VUE DE LA SALUBRITÉ.

CHAPITRE PREMIER.

Considérations théoriques.

§ I.

De l'influence de l'air pour maintenir la salubrité de l'eau et du sol, considérée, en général, dans sa tendance à produire des combustions lentes de matières organiques.

Si le contact de l'air a tant d'influence pour maintenir en particulier la salubrité de l'eau qui tient à la fois des sulfates alcalins et des matières organiques, il n'en a pas moins pour maintenir la salubrité partout où séjournent des matières organiques, qui, n'étant point exposées à servir d'engrais aux végétaux ou de nourriture à des animaux, peuvent s'altérer lentement et de manière que les produits immédiats de leur décomposition se dégagent dans l'air, ou restent, soit dans le sol, soit dans des eaux stagnantes, avant d'être convertis par l'oxygène atmosphérique en eau, en acide carbonique et en azote. C'est, en effet, à des produits immédiats ou à des dérivés immédiats des matières organiques qu'il faut attribuer les graves inconvénients, pour la santé de l'homme et celle des animaux domestiques, des cimetières et de tout grand dépôt de matières organiques susceptibles d'altération dans l'intérieur des villes.

Mais, quoiqu'on puisse déduire déjà de la conversion des sulfates en sulfures par des matières organiques, la tendance de celles-ci à être détruites sous l'influence de l'oxygène par une action ou une combustion lente, je crois utile cependant de rappeler, dans une note, le titre des mémoires que j'ai présentés à l'Académie sur ce sujet (1). Voici en quelques mots les conséquences de mes recherches :

La plupart des matières organiques colorées que l'on a dit être altérables à la lumière ne le sont pas dans le vide ; elles ne le deviennent qu'avec le concours des agents atmosphériques, l'oxygène et souvent la vapeur d'eau.

L'influence de l'oxygène est analogue dans le cas où ces mêmes matières sont exposées à des températures plus élevées que celle de l'atmosphère ; car, dans le vide, ces matières résistent à une température où elles s'altèrent au contact de l'air.

Des matières incolores présentent les mêmes résultats que des matières colorées sous le rapport dont je parle.

Enfin je ne puis omettre l'influence qu'un excès d'alcali exerce sur les matières organiques pour leur faire absorber l'oxygène atmosphérique et les dénaturer profondément.

Mais, afin de prévenir une contradiction qu'on pourrait m'adresser, relativement à ce que j'ai dit ailleurs de l'influence possible de l'air dans le développement d'un miasme, je remarquerai que je ne considère l'oxygène atmosphérique comme agent de la salubrité qu'autant qu'il est en quantité suffisante et dans des circonstances convenables, pour que son action sur la matière organique soit profondément altérante ; car je ne puis méconnaître l'influence d'une très-faible quantité de ce corps pour rompre l'équilibre des éléments de certains composés qui, sans lui, ne se seraient point

---

(1) *De l'action simultanée de l'oxygène gazeux et des alcalis sur un grand nombre de substances organiques.* — Mémoire lu à l'Académie le 23 août 1824. — Imprimé.

Recherches chimiques sur la teinture. — Quatrième et cinquième mémoires, lus à l'Académie le 2 janvier et le 7 août 1837. — Imprimés.

altérés, comme on le remarque dans la fermentation du jus de raisin et dans la putréfaction de plusieurs matières. Dès lors, j'admets donc que le contact de l'air peut rendre délétère une matière dépourvue d'action nuisible sur l'économie animale, comme il arrive qu'un grand nombre de produits animaux inodores au moment où ils sortent des organes qui les ont sécrétés deviennent odorants par l'action de l'oxygène atmosphérique.

En parlant maintenant de l'influence que les sols des villes populeuses reçoivent de la présence de l'homme qui les habite, je vais montrer comment les observations précédentes m'ont conduit à un travail dont je ne présente aujourd'hui, à l'occasion de l'incident qui m'a fait rédiger ce mémoire, qu'un simple aperçu propre à indiquer l'aspect sous lequel j'envisage ce sujet.

En définitive, l'oxygène atmosphérique tend à brûler lentement les matières organiques qui peuvent être dissoutes dans les eaux, ou dispersées à la surface de la terre, ou enfin enfouies dans le sol.

L'action de l'oxygène est augmentée par l'intensité de la lumière et l'élévation de la température atmosphérique.

Enfin elle est augmentée, du moins à l'égard de certaines matières organiques, lorsque celles-ci sont en présence d'un excès d'alcali.

§ II.

Considérations générales sur les causes d'insalubrité et de salubrité des sols des villes.

Par là même que des hommes agglomérés sur un sol donnent lieu à l'établissement d'une ville où doivent vivre une suite de générations, ce sol est exposé à recevoir des imprégnations de matières organiques qui, tôt ou tard, produisent des effets d'infection de diverses sortes, si des précautions hygiéniques ne sont pas prises dans la vue de les prévenir.

*Dès lors, reconnaissons donc tout ce qui tend à impré-
gner le sol de matières organiques pour une cause prochaine
ou éloignée d'insalubrité, et reconnaissons donc pour des
causes de salubrité tout ce qui tend à empêcher cette imprégnation, à la limiter dans l'espace le plus étroit, à détruire
incessamment les matières organiques par une combustion
lente, comme le fait l'air atmosphérique ; enfin tout ce qui
tend à s'assimiler cette matière, comme peuvent le faire des
animaux et surtout des végétaux.*

Mais, avant de chercher à apprécier l'influence de chacune
de ces causes en particulier dans un lieu donné, il faut avoir
égard à trois considérations générales :

A. La première concerne la *perméabilité aux liquides du
sol habité* et des murs des édifices élevés sur ce sol;

B. La seconde, la *nature du sol et celle des matériaux avec
lesquels on a construit les murs de ces édifices, particulièrement ceux des fondations et du rez-de-chaussée ;*

C. Et la troisième concerne la *position d'un sol perméable,
qui devra être telle que l'infection des matières organiques y
sera impossible à cause d'un déplacement des eaux* PER DES-
CENSUM.

A. *Considérations de la perméabilité aux liquides du sol et des murs.*

La perméabilité aux liquides nous apparaît à des degrés
bien différents dans les divers sols, depuis la roche granitique ou quartzeuse, absolument imperméable, jusqu'au sable
siliceux, doué, au plus haut degré, de la propriété contraire.
Je prends, avant tout, ces matières sur lesquelles l'eau n'exerce
aucune action chimique, afin de commencer par le cas le plus
simple, celui où l'action d'un sol est exclusivement physique
ou mécanique.

Les eaux coulent sur les roches compactes que j'ai nom-
mées sans y pénétrer, à moins qu'il n'y ait des fissures qui en
interrompent la continuité;

Si, au lieu de ce sol compacte, elles rencontrent un sol de sable siliceux, elles s'y infiltrent, y pénètrent de toutes parts jusqu'à ce qu'elles aient trouvé une couche imperméable, ou si, ne l'étant pas essentiellement, elle l'est devenue par la présence d'un liquide que les premières ne peuvent déplacer. Parvenues à cette couche, les eaux pourront s'arrêter et rester en repos, ou bien, la couche imperméable étant en pente, elles couleront plus ou moins librement, soit dans l'intérieur du sol même, soit à la surface d'un sol situé en contre-bas du sol habité. Les eaux arrivent alors à la manière d'une source sur le second sol, en supposant que les eaux de la ville pénètrent incessamment dans les couches perméables. Je reviendrai bientôt sur cette circonstance (C).

Les sols les plus communs ont une perméabilité inférieure à celle du sable siliceux, et dans une même ville il est rare que le sol soit assez homogène pour avoir partout cette propriété à un degré constant.

Si les édifices construits sur un sol perméable ou sur une roche imperméable sont de granite de quartz ou de toute autre matière pareillement imperméable, l'humidité du sol ne s'élèvera dans les murs que par la capillarité du mortier qui réunit entre elles les pierres dont ces murs sont construits.

B. *Considération relative à la nature du sol et des matériaux des édifices.*

Un sol granitique, etc., ou de sable siliceux n'ayant aucune action chimique sur les eaux qui entrent dans nos habitations pour nos usages et qui en sortent après y avoir satisfait, il n'y a rien à ajouter aux considérations précédentes.

Mais si nous supposons que des sols et des murs perméables à l'eau soient formés non plus de matières siliceuses, mais de sous-carbonate de chaux, ou bien à la fois de ce sel et de sulfate de chaux, des réactions chimiques auront lieu inévitablement; les eaux deviendront plus ou moins calcaires. Partout où le sous-carbonate de chaux poreux sera en contact avec l'eau, l'air et une matière azotée, il se produira des azotates à base de chaux, de potasse, de magnésie, que ce sous-carbonate de chaux fasse partie du sol ou d'une construction. Enfin, comme je l'ai dit, lorsque le sol contiendra du sulfate de chaux, partout où il sera en contact avec une grande masse de matières organiques, végétales ou animales sans le contact de l'air, il se produira du sulfure de calcium.

C. *Considération relative à la position d'un sol perméable dans lequel l'infection des matières organiques est impossible à cause d'un déplacement incessant des eaux* PER DESCENSUM.

La cause dont il s'agit de reconnaître l'influence sur la salubrité d'un sol perméable, quelle qu'en soit la nature, est sa *position*. Celle-ci ne laisse rien à désirer lorsque les eaux, chargées de matières organiques qui pénètrent dans ce sol, s'en écoulent incessamment pressées par des eaux pures de sources situées au-dessus de la ville, par les eaux pluviales ou même par des eaux impures; mais, dans ce dernier cas, le renouvellement de l'eau doit être assez rapide pour ne pas permettre à la matière organique de s'altérer. Il est entendu que l'oxygène atmosphérique, entraîné par les eaux, peut concourir, avec leur déplacement *per descensum*, à la salubrité.

D'après cela, on conçoit comment un sol qui ne sera pas placé dans la condition dont je viens de parler pourra s'infecter, puisque les eaux chargées de matières organiques qui le pénétreront n'en seront point expulsées par la pression d'eaux venues de plus haut que le terrain qu'elles ont pénétré, ou, si elles sont expulsées en totalité ou en partie seulement par cette cause, ce ne sera qu'après avoir subi quelque altération.

CHAPITRE II.

Application des considérations théoriques du chapitre Ier.

Après avoir considéré, en général, l'influence du sol et des murs au triple point de vue de leur perméabilité aux liquides, de leur nature et de leur position relativement au renouvellement des eaux *per descensum*, je rappellerai l'origine diverse des matières qui, une fois dans le sol, peuvent devenir des causes d'insalubrité pour les habitants des villes; je parlerai ensuite des moyens de salubrité, en distinguant les moyens simplement préventifs de ceux qui sont capables à la fois de prévenir l'insalubrité et de la combattre si elle existe.

§ Ier.

Origine des matières qui tendent à rendre le sol des villes insalubre.

Les besoins incessants que nous avons des matières organiques pour notre nourriture et les conséquences nécessaires de ces besoins, l'emploi que des industries exercées dans l'intérieur de nos villes font d'un grand nombre de ces matières, les animaux domestiques, les animaux incommodes qui vivent dans nos demeures, enfin les restes mortels de nos semblables déposés dans le sein de la terre, sont l'origine des matières organiques qui pénètrent dans le sol des villes ou qui peuvent y avoir pénétré autrefois. Ajoutons une nouvelle cause d'infection du sol, dans les villes où l'éclairage au gaz est établi, et je dois dire en quoi consiste, selon moi, cette infection; car je ne crois pas que les effets en aient toujours été attribués à la cause qui les produit.

L'infection du sol n'est pas produite par le gaz proprement dit; elle provient des vapeurs liquéfiables entraînées avec lui dans les tuyaux de conduite, desquels en s'échap-

pant par des fuites, soit à l'état liquide, soit à l'état de vapeur, elles se répandent dans la terre où ces tuyaux sont
ordinairement enfouis. Si dans un court espace de temps
l'infection du sol produite par cette cause est partielle et très-
limitée, cependant avec le temps elle peut augmenter beaucoup. L'effet de cette infection n'est pas borné à l'odeur fétide qui se manifeste au moment où des réparations obligent
à remuer le sol pour mettre les tuyaux à découvert; mais il
va jusqu'à frapper de mort les arbres dont les racines tou-
chent au sol infecté, et à corrompre les puits dont les eaux
n'arrivent dans la cavité qu'elles alimentent qu'après avoir
traversé ce même sol. Quoique je reconnaisse aux gaz hydro-
gènes carbonés la propriété d'être absorbés par les corps poreux, et conséquemment par la terre, cependant la cause
de la mort des arbres qui ont pu être par leurs racines en
contact avec ces gaz me paraît devoir être surtout attribuée
aux vapeurs liquéfiables entraînées par eux. C'est de cette
manière que s'explique l'empoisonnement de plantes qui
avaient été assujetties à des pieux imprégnés de goudron de
houille; empoisonnement dont je connais plusieurs exem-
ples et sur lequel je reviendrai, lorsque, plus tard, je pu-
blierai les détails des expériences auxquelles je me suis livré
sur ce sujet.

Je dois indiquer ici la part que peuvent avoir différentes
matières d'origine inorganique dans l'infection du sol des
villes, telles que des matières cuivreuses, arsenicales, etc.,
qui, échappées de certaines usines, pénètrent dans les puits,
lorsqu'elles ne sont point exposées à être entraînées au loin
par un cours d'eau, ou qu'elles ne se trouvent pas converties
en composés absolument insolubles.

L'influence de toute matière combustible qui empêche
l'oxygène atmosphérique de pénétrer dans le sol doit être
signalée encore comme fâcheuse; tel est le fer détaché des
roues des voitures et des fers des chevaux, qui, à cause de
sa grande division, s'oxyde immédiatement. Le fer qui s'est
sulfuré dans un grand état de division au sein de la terre et

des eaux non aérées a une grande tendance à absorber l'oxygène gazeux. (Voyez à la fin du mémoire, 1re note.)

Enfin l'absence de la lumière du soleil concourt à l'insalubrité, puisque le contact de cet agent a une si grande influence dans les combustions lentes des matières organiques, comme le prouvent la conservation des matières colorantes pri vées de ce contact, et leur destruction même à l'état solide, lorsqu'elles sont exposées à le recevoir au sein de l'atmosphère.

§ II.

Des moyens d'assurer la salubrité du sol des cités populeuses.

Les moyens auxquels on a recours pour assurer la salubrité des cités populeuses étant, comme je l'ai dit, simplement préventifs, ou bien à la fois préventifs et capables de combattre l'insalubrité du sol, si celle-ci existe, je vais parler successivement de chacun de ces moyens en particulier.

A. *Des moyens simplement préventifs.*

Tous les moyens simplement préventifs se réduisent, en définitive, à diminuer, autant que possible, la quantité des matières organiques qui pénètrent dans le sol. Je me bornerai à citer ceux dont les bons effets sont universellement reconnus; tandis que j'entrerai dans quelques détails relativement aux moyens dont l'efficacité, pour être appréciée à sa juste valeur, demande un examen particulier.

1. MOYEN PRÉVENTIF. — *Établissement des cimetières et des voiries hors des villes.*

Je ferai une seule remarque sur l'établissement des cimetières; c'est que le sol où on les établit, s'il est perméable, doit être placé en *aval* des habitations, afin que celles-ci ne soient jamais exposées à recevoir, dans leurs fondations, des infiltrations d'eau pluviale qui pourraient provenir des cimetières situés en *amont*.

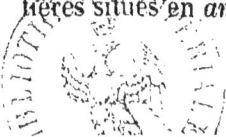

2

2. Moyen préventif. — *Toutes les fosses d'aisances doivent être étanchées*.

Le sulfate de chaux employé comme plâtre, et à plus forte raison comme moellon à l'état de pierre à plâtre, doit être éloigné de leurs constructions, à cause de la facilité avec laquelle il est changé en sulfure de calcium.

3. Moyen préventif. — *Pavage des rues*.

Le pavage des rues est nécessaire : non-seulement il assure la circulation du public en prévenant l'inconvénient des ornières, des mares d'eau, des boues dans la saison pluvieuse, mais il diminue beaucoup les effets fâcheux de la poussière dans la saison sèche ; et les inconvénients de ces effets sont bien plus grands pour les magasins du commerce de détail, pour les appartements richement décorés et les galeries d'objets précieux, qu'on ne pourrait s'imaginer lorsqu'on n'a pas eu l'occasion de le remarquer. Enfin le pavage des rues a encore l'avantage d'éloigner des fondations des maisons une grande partie des eaux pluviales et des eaux qui ont servi aux usages domestiques.

Si tous ces avantages sont incontestables et si le pavage des rues est une nécessité pour la population de toutes les villes, cependant il entraîne des conséquences qui compromettent l'usage des eaux de puits, comme boisson, dans beaucoup de cas, dont je parlerai plus bas.

4. Moyen préventif. — *Eau versée d'une manière continue par des fontaines ou des bornes-fontaines dans les ruisseaux des rues*.

La condition la plus favorable à la salubrité d'une ville pavée, avec trottoirs et ruisseaux des deux côtés d'une chaussée bombée, est, sans contredit, celle où des bornes-fontaines alimentent incessamment ces ruisseaux d'une eau pure, dont la masse est considérable relativement à celle des eaux impures qu'elle reçoit à leur sortie immédiate des maisons, comme le mouvement en est assez rapide pour qu'elle ne croupisse jamais. Hors de cette double condition de grande masse et de mouvement continu de l'eau pure répandue sur la voie publique, il est bien difficile d'empêcher une certaine quantité de matière organique de s'y altérer, tandis qu'une autre portion, en pénétrant dans le sol, s'ajoute à celle qu'il reçoit de nos habitations, quelque soin qu'on apporte, d'ailleurs, à prévenir toute infection.

C'est surtout en comparant les rues de Dijon, où coulent abondamment les eaux de la source du Rosoir, aux rues des autres villes, où des bornes-fontaines ne versent que durant quelques heures par jour une petite quantité d'eau dans les ruisseaux qui bordent les trottoirs, et qui, bien souvent, exhalent l'odeur ammoniacale des urines décomposées ou l'odeur fétide des sulfures alcalins, que l'on acquiert la conviction qu'il n'y a de salubrité que là où, comme je l'ai dit, il se trouve une eau continuellement ou presque continuellement courante, et assez abondante pour entraîner les eaux impures au moment où elles s'y mêlent. Eh certes, si les ruisseaux qui sont au bas des trottoirs ne devaient jamais recevoir d'eau des bornes-fontaines d'une manière continue, le voisinage des maisons serait plus exposé à l'infection que lorsque les eaux s'écoulaient, au milieu de la rue, par une chaussée fendue (2ᵉ note).

C'est donc un très-grand service que M. Darcy, ingénieur en chef du département de la Côte-d'Or, a rendu à Dijon en y amenant, par un aqueduc souterrain en maçonnerie de 14205 mètres de longueur, la source du Rosoir qui sort du calcaire jurassique; cette source donne à la ville, par minute, 125 hectolitres en hiver et 35 en été.

L'eau en est excellente, ainsi que je l'ai vérifié moi-même. Elle a une température constante de 10 degrés. Le chlorure de barium et l'azotate d'argent n'y dénotent pas la présence de l'acide sulfurique ni celle du chlore. — Elle ne laisse, pour 1000 parties, que 0,242 millièmes de partie d'un résidu fixe formé, dit-on, seulement de sous-carbonate de chaux, et de traces de magnésie et de manganèse. J'indiquerai plus bas (3ᵉ note) la proportion du résidu fixe que laissent un certain nombre d'eaux économiques.

On prendra une idée de l'abondance de ces eaux quand on saura qu'elles représentent par chaque habitant de Dijon, dans les vingt-quatre heures, de 198 à 678 litres, tandis qu'à Londres on compte, depuis 1829, 95 litres par habitant; à Toulouse, de 62 à 78 ; et, à Paris, de 11 à 12 litres d'eau potable.

J'extrais ces indications d'une excellente notice publiée, en 1845, par M. Victor Dumay, maire de Dijon.

5. Moyen préventif. — *Égouts étanchés, multipliés et se déchargeant en aval des villes.*

Une conséquence de ce qui précède est la nécessité de ne faire couler les eaux impures que le moins longtemps possible sur la voie publique, en les dirigeant dans des égouts à parois inférieures étanchées établis dans chaque rue principale et débouchant, en aval de la ville, dans quelque cours d'eau, si on le peut.

6. Moyen préventif. — *Établissement, dans les égouts, des conduites d'eau et des conduites de gaz.*

Il y aurait un très-grand avantage à placer les conduites d'eau et les conduites du gaz propre à l'éclairage dans les égouts. Dès lors le sol ne serait plus exposé à être infecté par les vapeurs liquéfiables que le gaz entraîne avec lui, et, lorsqu'il y aurait des réparations de fuites de gaz à faire, l'atmosphère des rues et des maisons qui les bordent ne deviendrait plus infecte, comme cela arrive si souvent aujourd'hui, et les réparations de ces fuites, aussi bien que celles des tuyaux qui conduisent les eaux, n'auraient plus pour conséquences les fouilles de la chaussée des rues, qui embarrassent si souvent

la voie publique. Il serait facile d'établir un système de ventilation au moyen duquel on préviendrait le danger des dé-
tonations occasionné par des fuites de gaz.

7. MOYEN PRÉVENTIF. — *Toute industrie qui rejette beaucoup
de matière organique hors de ses ateliers ne peut être établie
dans des lieux habités que là où il existe un cours d'eau assez
considérable pour entraîner cette matière loin des habitations.*

Il n'est pas douteux, pour moi, que des cours d'eau, sur les
bords desquels la plupart des usines sont placées en Angle-
terre, n'aient un double avantage ; celui de l'économie comme
voie de transport du combustible, des matières premières et
des produits élaborés, et celui de la salubrité pour disperser
au loin les résidus de fabrique, naturellement délétères, ou
qui seraient susceptibles de le devenir, s'ils s'accumulaient
dans les sols voisins des usines.

8. MOYEN PRÉVENTIF. — *Les eaux qui sortent des usines en
emportant avec elles des combinaisons solubles d'arsenic,
de cuivre, etc., doivent, avant de se répandre sur la voie
publique, subir l'action de la chaux, afin qu'elles soient
dépouillées de leurs principes délétères.*

Ce moyen est surtout nécessaire lorsque les usines ne sont
pas placées sur un cours d'eau, et à cette occasion je ferai remarquer qu'à une certaine époque, au XVIIe siècle surtout,
on employait, particulièrement dans la teinture en écarlate,
une quantité considérable d'acide arsénieux, dont la plus
grande partie était évacuée au dehors de l'atelier à l'état de
bain épuisé de colorant. J'ai toujours regretté d'avoir ignoré
ce fait avant la canalisation de la Bièvre ; autrement je me se-
rais empressé de rechercher la présence de l'arsenic dans le
fond de la Bièvre, où les eaux de l'atelier fondé par Gobelin
s'écoulaient.

B. Des moyens a la fois préventifs et capables de
combattre l'infection si elle existe.

1. Moyen préventif et capable de combattre l'infection.

*Favoriser la dessiccation de la surface du sol et des murs
des rez-de-chaussée par le renouvellement de l'air, et aider les
combustions lentes du concours de la lumière.*

Des rues larges à trottoirs dont les ruisseaux sont incessamment lavés par une eau courante n'assurent pas la salubrité
des habitations, si la face des maisons opposée à celle de la
rue n'est pas convenablemeut exposée à une ventilation naturelle propre à sécher le sol de la cour et des murs du rez-de-
chaussée. Ces cours doivent être d'autant plus spacieuses
qu'elles sont plus garanties de l'influence directe du soleil,
soit par la hauteur des maisons, soit par l'exposition.

Les faits que j'ai rappelés plus haut, en donnant une juste
idée de la nécessité du concours de la lumière et de l'air atmosphérique pour un grand nombre de combustions lentes
de matières organiques, justifient la condition de salubrité
dont je parle maintenant. — Ils font sentir l'heureuse influence de la ventilation, qui vient porter à la surface du sol
et des murs l'humidité de l'intérieur avec les matières organiques qu'elle tient en solution.

Quoique je ne veuille pas parler, d'une manière spéciale, de
l'influence des agents atmosphériques sur l'homme, je ne
puis m'empêcher de faire remarquer combien les appartements gagnent en salubrité lorsque la lumière y arrive et que
l'air s'y renouvelle avec facilité, avantage qui est la conséquence d'une cour où l'air et la lumière pénètrent librement.

En définitive, pour que le but qu'on se propose en faisant
des rues larges soit atteint, c'est à la condition que la voie
publique ne sera pas élargie aux dépens des cours des habitations.

2. Moyen préventif et capable de combattre l'infection des puits.

Les puits creusés dans les villes doivent être envisagés sous des aspects assez différents, si on veut se rendre un compte exact des avantages divers qu'ils peuvent présenter sous le rapport de la salubrité de l'eau qui les alimente, et sous le rapport de l'influence qu'ils exercent sur la salubrité du sol par suite du mouvement qui anime cette eau dans les couches du terrain qu'elle parcourt avant de parvenir à la cavité où elle s'arrête.

(a). *Puits considérés sous le rapport de la salubrité de l'eau qui les alimente.*

Que des eaux pluviales alimentent des puits en s'infiltrant dans les interstices d'un sol pierreux, comme l'est celui de plusieurs parties de la ville d'Angers, sans trouver de matières organiques sur leur passage, et ces eaux, quoique pouvant renfermer des sels calcaires, seront fort bonnes comme boisson, ainsi que j'en ai fait moi-même l'expérience pendant les années que j'ai passées dans cette ville. Mais, pour convenir à cet usage, les puits ne doivent point être exposés à recevoir la pluie qui a lavé des sols salpêtrés ou des murs construits en tuffeau qui le seraient, et en outre le calcaire poreux que je viens de nommer doit avoir été exclu de la construction des puits, à cause de son extrême disposition à se salpêtrer sous la triple influence de l'air, de l'humidité et des matières organiques.

D'après ce que je viens de dire, les eaux seront exposées à perdre la propriété potable, si les puits où elles se rendent sont creusés au milieu d'un sol calcaire poreux et si ce même calcaire fait partie des assises de leurs murs. Enfin le résultat serait le même pour des eaux qui alimenteraient les puits d'un sol siliceux ou argileux après avoir traversé un sol calcaire et nitrifiable, et l'impureté des eaux pourrait être encore augmentée par des infiltrations de matières organiques. Telles sont les causes qui concourent, avec la présence du sulfate de chaux, à rendre l'eau des puits de Paris impropre à servir de boisson.

Les puits de Dijon peuvent être cités comme un exemple opposé à ceux des puits d'Angers, qui sont creusés dans le schiste, et opposé à ceux de Paris, qui le sont dans un sol pénétré de sulfate de chaux ; mais ils ressemblent à ces derniers par l'insalubrité de leurs eaux résultant de la perméabilité aux matières organiques du terrain où ils se trouvent. Dès 1762, le médecin Fournier appelait l'attention sur ce fait, si grave pour le bien-être de la population de Dijon. Il disait que les eaux de puits de certains quartiers de cette ville *ont un goût désagréable*, qu'elles déposent un *limon filandreux blanchâtre, des concrétions pierreuses, un sédiment d'une odeur forte qui avancent promptement leur corruption.* Enfin elles *contribuent*, suivant lui, au *gonflement des glandes du col dont les personnes du sexe sont attaquées dans cette ville.* Deux circonstances me paraissent concourir puissamment à l'infection du sol par les matières organiques : c'est d'abord la quantité d'eau, qui s'y trouve en une proportion tellement faible, qu'un arrêté du 1er décembre **1723**, de la chambre du conseil, *motivé sur le tarissement des puits, défend aux habitants d'y puiser de l'eau pour d'autres usages que leur boisson* ; c'est, en second lieu, le peu d'épaisseur du terrain perméable, dont on peut juger par ce fait que l'eau du puits de la place de Saint-Michel et des environs se trouve à la profondeur de 9 mètres à 9m,65. D'après cela, on conçoit combien ce sol doit être infecté depuis le temps que Dijon existe comme cité populeuse limitée par des remparts.

Lorsqu'un puits a été creusé dans un terrain imprégné de matières organiques, il faut un temps considérable, quand même l'imprégnation ne s'étend que très-peu, et qu'au delà le sol soit dans une excellente condition de salubrité, pour que l'eau de ce puits devienne potable.

J'en ai fait l'expérience, en creusant, il y a treize ans, un puits dans la cour d'une ancienne ferme dont le sol avait été depuis longtemps imprégné de jus de fumier à quelques mètres de profondeur. La fondation de la maçonnerie repose sur un fond de glaise, et quoiqu'il n'entre point de matériaux calcaires nitrifiables dans les murs, que le sol contigu à la maçonnerie en pierres sèches ne soit pas infecté, enfin que l'eau d'un puits situé en amont du premier soit excellente et qu'elle parvienne à celui-ci au moyen d'une galerie inclinée, cependant, dix ans après la construction du puits, l'eau n'était pas potable, et dans ces trois dernières années on a commencé à la boire, quoiqu'elle soit encore sensiblement jaune et très-légèrement odorante (1). Évidemment, si, dans les premières années qui ont suivi la construction du puits, on ne l'eût pas vidé fréquemment, soit pour l'assainir, soit pour les besoins de la culture ; si les eaux pluviales qui tombent sur le sol voisin n'atteignaient pas les couches infectées, nul doute qu'il n'eût fallu un bien plus long temps encore pour arriver à l'état de salubrité que l'eau présente aujourd'hui.

Les puits considérés sous le rapport de la salubrité du sol dans lequel ils sont creusés.

L'observation précédente, en démontrant comment un sol limité peut être désinfecté par les eaux qui arrivent dans un puits qu'on y a creusé, fait comprendre l'influence générale que les puits exercent pour diminuer la quantité des matières organiques qui pénètrent dans le sol, et comment, en diminuant la durée du contact d'une même quantité de matière altérable qui y séjourne, ils peuvent contribuer à l'assainissement de ce même sol, surtout si on a le soin de les vider de temps en temps.

On ne peut douter que les eaux pluviales qui pénètrent le

---

(1) Le terrain infecté et des pierres qui s'y trouvaient exhalaient une odeur semblable à celle que beaucoup de cailloux quartzeux exhalent par le choc. Cette odeur, à mon sens, est sulfurée.

terrain où les puits sont creusés ne contribuent efficace-
ment au renouvellement des eaux qui les alimentent; dès
lors le pavage des rues d'une ville doit avoir de l'influence
sur le genre d'assainissement dont je parle; car évidemment
il pénètre moins d'eau pluviale dans un sol pavé que dans
celui qui ne l'est pas.

*Influence du pavage des rues sur la salubrité des eaux de puits
et, par suite, sur celle du sol où ces puits sont creusés.*

Si on ne peut mettre en doute l'action bienfaisante des
eaux pluviales pour assainir un sol infecté d'une petite
étendue, et s'il pénètre moins de ces eaux dans un sol pavé
que dans celui qui ne l'est pas, on peut se demander en quoi
consiste réellement l'influence du pavé d'une ville sur la
salubrité de l'eau de puits et sur celle du sol où ces puits sont
creusés.

La réponse à cette question n'est point aussi simple qu'elle
le paraît au premier abord; car, en reconnaissant qu'une
grande quantité d'eau sort de nos maisons chargée de matières organiques, et que le pavé mettant obstacle à son infiltration, elle s'écoule sous forme de ruisseau loin de nos habitations, il resterait, en définitive, à savoir si, dans l'état
actuel des choses où nos rues sont pavées, la portion des
eaux chargées de matières organiques qui s'infiltrent dans le
sol de nos maisons avec la petite quantité d'eau pluviale qui
ne s'écoule pas par les ruisseaux forme un mélange plus
abondant en matières organiques que le serait le liquide résultant du mélange de toute l'eau pluviale qui tombe sur le
sol de la ville, supposé perméable et non pavé, et de toute
l'eau impure que nous sommes intéressés à éloigner de nos
demeures.

En comparant la quantité de pluie qui tombe annuelle-
ment, dans la plupart de nos villes, à la quantité d'eau que
leurs habitants respectifs consomment dans le même temps,
il semble bien que le pavage n'est pas favorable à la salubrité
des eaux de puits creusés dans des sols perméables, ni par

conséquent à la salubrité des couches intérieures du sol, et
Franklin avait été si frappé de l'influence que devait avoir
un jour sur la qualité des eaux de puits le pavage des villes,
qu'il considérait comme une de ses conséquences la nécessité de recourir aux rivières ou à des sources éloignées, pour
se procurer l'eau potable nécessaire aux besoins de la vie.

Voici les paroles de Franklin : « ..... J'ai observé que le
« sol de la ville étant pavé ou couvert de maisons, la pluie
« était charriée loin et ne pouvait point pénétrer dans la
« terre et renouveler et purifier les sources; ce qui est cause
« que l'eau des puits devient, chaque jour, plus mauvaise et
« finira par ne pouvoir plus être bonne à boire, ainsi que je
« l'ai vu dans toutes les anciennes villes. Je recommande
« donc qu'au bout de cent ans le corps administratif emploie
« une partie des 100,000 livres sterling à faire conduire à
« Philadelphie, par le moyen de tuyaux, l'eau de Wissahic-
« ken-Creek, à moins que cela ne soit déjà fait. L'entre-
« prise est, je crois, aisée, puisque la crique est beaucoup
« plus élevée que la ville, et qu'on peut y faire monter l'eau
« encore plus haut en construisant une digue. » (Extrait du
codicille joint au testament de Franklin. — Voyez ses mémoires traduits en français, page 257 de l'édition publiée, en
1841, chez Charles Gosselin.)

Mais il est des lieux auxquels les considérations précédentes ne sont point applicables; par exemple, si une ville
est construite sur un sol perméable à l'eau d'un grand fleuve
qui en baigne les bords, les puits qu'on y creuse étant con-
stamment alimentés par le fleuve, il y a tout avantage, pour
la salubrité des eaux et du sol, à paver les rues et les places
publiques et à creuser des égouts étanchés, dirigés de manière à verser les eaux impures en aval de la ville. Le sol des
Broteaux à Lyon, sur la rive gauche du Rhône, est composé
d'un sable siliceux parfaitement perméable aux eaux du fleuve ;
on peut donc le citer comme un exemple du cas dont je parle.

Quoi qu'il en soit, le pavage des villes étant toujours d'une
absolue nécessité, et les trottoirs ajoutant à son avantage, je

dirai que, si les puits sont un moyen de mettre l'intérieur
d'un sol perméable en relation avec l'atmosphère, dans les
villes dont la position ne permet pas l'expulsion continue *per
descensum* des eaux infiltrées dans ce sol, et si, par leur
moyen, des matières organiques, au lieu de rester dans la
terre, en sont dégagées et se trouvent, par là même, exposées
à éprouver une combustion lente sous l'influence des agents
atmosphériques, cependant, lorsqu'il s'agit d'une cité populeuse comme Paris, il faut reconnaître que leur influence est
bien limitée, soit qu'on ait égard au fait que leur nombre
tend plutôt à se restreindre qu'à suivre l'accroissement de la
population, et aux causes nombreuses qui concourent à l'infection du sol.

3. MOYEN PRÉVENTIF ET CAPABLE DE COMBATTRE L'INFEC-
TION. — *Utilité des arbres dans l'intérieur des villes.*

D'après tout ce qui précède, on voit que les moyens de
prévenir l'infection des sols des villes qui ne sont pas dans
une position à permettre le renouvellement des eaux infiltrées *per descensum* se réduisent, en définitive, à empêcher
la dispersion des matières organiques dans le sol ; que, quant
aux moyens d'assainir un terrain infecté ou d'en diminuer
l'infection, je n'en ai examiné que deux, une exposition convenable pour que l'air se renouvelle dans les cours, et que
le soleil en éclaire et le sol et les murs du rez-de-chaussée ;
en second lieu, les puits dont on renouvelle souvent l'eau et
dans la construction desquels il faut éviter l'emploi des matériaux nitrifiables et du plâtre. Il me reste à parler du troisième moyen, qui, à mon sens, est le plus efficace, il s'agit
de plantations d'arbres faites avec intelligence quant à leur
nombre, à leur distribution dans l'intérieur de la ville où on
les établit, au choix des espèces relativement aux lieux et
aux dispositions à prendre pour que les racines puissent, en
s'étendant dans la terre, y puiser la nourriture nécessaire
aux besoins de la végétation sans être jamais exposées à trou-

ver un principe délétère ou des couches absolument privées d'oxygène atmosphérique.

Avant de faire une plantation d'arbres d'une espèce déterminée dans un lieu donné, il faudra être sûr que l'exposition leur conviendra, que leurs racines auront l'espace convenable en superficie et en profondeur pour s'étendre sans nuire aux fondations des maisons et aux murs des égouts. D'après ces considérations, on est conduit à ne point planter d'arbres trop près des maisons, ainsi qu'on l'a fait sur des boulevards de Paris; enfin, d'après ce qu'on sait de l'influence des arbres pourvus de leurs feuilles et frappés par le soleil pour restituer à l'atmosphère l'oxygène qu'elle a perdu, je dois dire la part que j'attribue aux plantations d'une ville sur la purification de l'air de cette ville : à mon sens elle est excessivement faible par la raison que, lorsque l'oxygène se dégage sous l'influence de la lumière, il doit s'élever dans l'atmosphère et non en gagner la région inférieure.

Si l'utilité des arbres pour prévenir la dénudation des terrains en pente, atténuer les effets des pluies d'orage ou des pluies nuisibles par leur continuité est incontestable, elle ne l'est pas moins dans les cités populeuses pour combattre incessamment l'insalubrité produite ou sur le point de se produire par les matières organiques et la trop grande humidité du sol. Les racines ramifiées à l'infini, enlevant à la terre qui les touche l'eau avec des matières organiques et des sels que ce liquide tient en solution, rompent l'équilibre d'humidité des couches terrestres; dès lors, en vertu de la capillarité, l'eau se porte des parties terreuses les plus humides à celles qui le sont le moins en raison de leur contact avec les racines, et ces organes deviennent ainsi la cause occasionnelle d'un mouvement incessant de l'eau souterraine extrêmement favorable à la salubrité du sol. Pour apprécier toute l'intensité de l'effet que les végétaux sont alors capables de produire, je rappellerai que Hales, dans une de ses expériences, observa qu'un Soleil (*Helianthus annuus*) transpire en douze heures 1 livre 14 onces d'eau, et j'ajouterai que, dans une expérience que je fis au muséum d'histoire naturelle en juillet 1811, conjointement avec MM. Desfontaines et Mirbel, sur une plante de la même espèce de 1ᵐ,80 de hauteur, dont les racines plongeaient dans un pot vernissé et couvert d'une feuille de plomb qui donnait passage à sa tige, l'eau, dissipée par une transpiration de douze heures, s'éleva à 15 kilogr.; il est vrai que d'heure en heure on avait soin de ramener la terre du pot au maximum de saturation d'eau.

On voit donc comment les eaux qui pénètrent de l'extérieur à l'intérieur du sol avec des matières organiques altérables et des matières salines se trouvent, dans la belle saison, sans cesse soutirées par les végétaux, qui en répandent la plus grande partie dans l'atmosphère, après en avoir fixé une portion comme aliment avec les matières organiques et les sels qu'elles tenaient en solution.

RÉSUMÉ.

Après avoir constaté, par l'expérience directe, que, partout où il existe des sulfates alcalins et certaines matières organiques au sein d'une eau privée du contact de l'air, il y a formation d'un sulfure, j'ai expliqué l'infection des eaux du bassin de Paris qui contient du sulfate de chaux, celle de l'eau renfermée dans des futailles de bois de chêne pour l'usage des marins et l'infection de l'eau de mer qui a pénétré dans la cale d'un vaisseau.

De l'altérabilité des matières organiques et de leur accumulation dans le sol des cités populeuses j'ai déduit la cause de l'insalubrité et même de l'infection que ce sol et les eaux des puits qu'on y a creusés peuvent manifester au bout d'un certain temps, lorsque, le terrain étant perméable, il n'est pas dans la position d'être incessamment lavé *per descensum*.

D'après cela, les matières qui rendent le sol insalubre et infect tirent leur origine des restes animaux enfouis dans la terre, des matières qui s'échappent des fosses d'aisances, des urines répandues sur la voie publique, des matières organiques qui de nos demeures pénètrent dans la terre, des matières condensées, à l'état liquide, dans les conduites de gaz qui se répandent au dehors par des fuites. Ajoutons l'influence du calcaire poreux pour produire des azotates de potasse, de magnésie, et surtout de chaux, dans des circonstances convenables, l'influence d'une certaine proportion de sulfate de chaux, et nous aurons des corps qui produiront, avec les matières organiques, des effets d'insalubrité ou d'infection qui n'auraient pas eu lieu sans leur intervention. C'est surtout le sulfate de chaux qui donne au sol de Paris un caractère particulier d'insalubrité ou d'infection qu'on ne remarque pas dans les villes dont le sol et les eaux sont dépourvus de ce sel.

Les moyens à employer pour assurer la salubrité dans les villes sont, les uns, *préventifs* seulement, et les autres *susceptibles d'empêcher l'insalubrité et de la combattre, si elle est déclarée.*

Les *moyens préventifs* consistent à diminuer, autant que possible, la quantité des matières organiques qui pénètrent dans le sol ; tels sont l'établissement des sépultures et des voiries loin des villes, l'établissement des fosses d'aisances étanchées, le lavage incessant, au moyen de fontaines ou de bornes-fontaines, des ruisseaux des rues, des égouts multipliés dans lesquels se trouveront les conduites d'eau et celles du gaz propre à l'éclairage.

Les *moyens capables d'empêcher l'insalubrité et de la combattre, si elle existe,* ne sont pas nombreux.

Le premier de ces moyens consiste à porter l'oxygène atmosphérique et la lumière, s'il est possible, partout où existent des matières organiques susceptibles de devenir insalubres par un commencement de décomposition.

La raison de cette prescription est la tendance de l'oxygène à convertir, en définitive, la matière organique en eau, en acide carbonique et en azote par les combustions lentes, sur lesquelles j'ai appelé, depuis longtemps, l'attention des chimistes, produits qui, en se formant lentement au sein de l'atmosphère, n'ont rien de dangereux pour l'économie animale,

alors cause de leur faible proportion, et l'influence de la lumière pour favoriser cette tendance. Une conséquence de
cette prescription est la largeur des vues, l'étendue suffisante
des cours des maisons pour que l'air et la lumière y pénètrent
librement.

Le second des moyens existe lorsque des puits sont assez
multipliés et placés dans des conditions telles que l'eau s'y
renouvelle souvent, parce qu'on l'y puise incessamment soit
pour les besoins qu'on en a, soit pour purifier le sol des matières qu'elle dissout. Au reste, dans tous les cas, on peut
considérer les puits comme tendant à la purification de l'eau
qu'ils ont reçue du sol, puisqu'elle s'y trouve plus exposée au
centact de l'oxygène atmosphérique qu'elle n'y était dans les
couches de la terre, et que ce contact est une cause de salubrité. — Mais si, en principe, on accorde aux puits cette influence de salubrité, il faut avouer que, tels qu'ils sont aujour-
d'hui dans les cités populeuses où le sol est infecté, leur efficacité réelle est extrêmement bornée.

Telle est la raison pour laquelle j'attache une si grande im-
portance au troisième moyen, qui consiste à faire des plantations nombreuses dans le sein des villes, car elles sont, en
quelque sorte, l'unique moyen que nous ayons aujourd'hui
d'agir directement sur les sols qui ne sont pas dans la condition d'être incessamment pénétrés par des masses d'eau qui
s'y renouvellent *per descensum*, ou qui s'y introduisent comme
partie d'un grand fleuve en raison de la perméabilité du sol à
l'eau de ce fleuve. La grande influence des arbres sur la salubrité des terrains est incontestable, puisqu'ils ne s'accrois-
sent qu'en y puisant des matières altérables, causes prochaines
ou éloignées d'infection. Mais j'ai fait remarquer la nécessité
de faire les plantations avec intelligence, quant à leur nombre,
à leur répartition, sur l'étendue de la cité et aux dispositions
à prendre pour que les racines puissent, s'étendant assez, sa-
tisfaire aux besoins de tous les développements des espèces
qu'on a plantées, sans jamais être exposées à atteindre un sol
infecté déjà, où l'oxygène atmosphérique ne pourrait pénétrer.

NOTES AJOUTÉES A CE MÉMOIRE.

1re NOTE, page 243.

Sur la matière noire ferrugineuse qui se trouve sous les pavés de Paris.

Lorsqu'on traite par l'acide chlorhydrique la matière noire qui colore la terre sableuse que l'on trouve sous les pavés de Paris, on peut n'obtenir qu'une simple solution de protoxyde et de peroxyde de fer. De sorte que le fer provenant du frottement des roues de voiture, des fers des pieds de chevaux, qui est entraîné entre les pavés et en dessous par les eaux pluviales, est passé alors à l'état d'oxyde intermédiaire ($\dot{F}e\dot{F}e\ \dot{F}e$); mais on observe dans certains cas que la matière noire dégage de l'acide sulfhydrique, de sorte qu'alors elle est un vrai protosulfure de fer, lequel peut être pur ou mélangé d'oxyde de fer.

La matière noire de la boue de la Bièvre est du fer sulfuré ; car elle dégage par l'acide chlorhydrique de l'acide sulfhydrique, même après un lavage soigné.

Les expériences que je vais rapporter me paraissent démontrer que le fer métallique, en contact avec le plâtre et l'eau, ne donne que de l'oxyde de fer, qui passe facilement de l'état intermédiaire à celui de peroxyde sous l'influence ultérieure de l'oxygène atmosphérique. Effectivement, lorsqu'on fait des mélanges humides de pierre à plâtre avec du fer, de pierre à plâtre avec du fer et du blanc d'œuf, de pierre à plâtre avec du fer et de la gomme arabique, on n'obtient pas de sulfure de fer ; c'est ce que démontrent les expériences suivantes :

Le 20 de décembre 1846, je fis trois mélanges que je renfermai dans trois flacons de verre fermés à l'émeri de 1/2 litre, mais la fermeture n'était pas parfaitement hermétique.

Le premier flacon renfermait...............	Limaille de fer...	30g
	Pierre à plâtre...	60
	Eau distillée.....	30
Le deuxième flacon renfermait............	Limaille de fer...	30
	Pierre à plâtre...	60
	Blanc d'œuf......	25
	Eau distillée.....	10
Le troisième flacon renfermait.............	Limaille de fer...	30
	Pierre à plâtre...	60
	Gomme arabique.	8
	Eau distillée.....	35

Le 20 de décembre 1852, un papier de tournesol rouge plongé dans l'atmosphère du premier et du deuxième flacon redevint bleu. L'odeur du premier était très-sensiblement ammoniacale ; l'odeur du deuxième était ammoniacale avec une odeur de moisi ; et en regardant dans le flacon on y apercevait des moisissures.

Un papier de tournesol rouge plongé dans l'atmosphère du n° 3 ne devint pas bleu. Il y a plus, c'est qu'un papier bleu humide prit, après quelques heures, une couleur rougeâtre très-légère, mais sensible après vingt-quatre heures. L'odeur de cette atmosphère était légèrement butyrique.

Les résidus des trois flacons étaient devenus solides et très-durs.

Le n° 1 présentait, à sa surface et sur les parois qui la dépassaient, de la rouille, c'est-à-dire du peroxyde de fer hydraté, et au-dessous une matière d'un vert bleuâtre très-foncé avec une matière blanche.

Le résidu du n° 2 présentait de la rouille dans toutes ses parties ; il n'y avait au fond que quelques taches d'un vert bleuâtre avec une matière blanche.

Le résidu du n° 3 était, en quelque sorte, intermédiaire entre les deux autres ; toute la partie supérieure était rouille, et le fond présentait des taches d'un vert bleuâtre dispersées dans une matière blanche.

Après vingt-quatre heures, on ajouta 1 litre d'eau en plusieurs fois dans chaque flacon et on fut obligé de recourir à l'emploi d'un petit barreau de fer aiguisé en pointe pour délayer la masse solide.

Lavage des flacons n°s 1, 2 et 3.

La matière du flacon n° 1 délayée dans l'eau était d'un gris noirâtre, tandis que celle des flacons 2 et 3 était couleur de rouille.

Les lavages furent filtrés ; on employa environ 1,5 litre pour enlever la matière de chaque flacon.

Premier lavage. —Par l'évaporation il laissa du sulfate de chaux et une eau mère légèrement jaune, contenant du sulfate d'ammoniaque. Il n'y avait pas de chlorhydrate d'ammoniaque dans le produit de la distillation, mais une trace de sulfite. Le sulfate de chaux cristallisé donna, à la distillation, une eau très-ammoniacale.

Le résidu du lavage était noir ; il agissait sur l'aiguille aimantée, ne donnait pas sensiblement d'acide sulfhydrique par l'acide chlorhydrique, seulement de l'hydrogène fétide, parce que tout le fer n'était pas oxydé. Je m'assurai qu'il ne renfermait pas de persulfure de fer, parce que l'acide chlorhydrique dissolvait toute la matière ferrugineuse. D'un autre côté, le résidu, après avoir été lavé, ne donnait pas de soufre à la distillation.

Deuxième lavage. — Par l'évaporation il laissa du sulfate de chaux et une eau mère un peu plus colorée que la précédente (premier lavage), qui se prit entièrement en cristaux : ceux-ci consistaient en chlorhydrate d'ammoniaque mêlé d'une faible quantité de sulfate ; car, les ayant distillés, ils ne laissèrent qu'un faible résidu, et le sublimé précipitait abondamment l'azotate d'argent en chlorure, et donnait avec la baryte et l'acide azotique une trace de sulfate provenant du sulfite d'ammoniaque. Enfin le sublimé dégageait abondamment de l'ammoniaque par la chaux.

Le résidu du deuxième lavage, quoique couleur de rouille, agissait sensiblement sur l'aiguille aimantée ; il ne renfermait pas de fer sulfuré, car il ne donnait pas de soufre à la distillation, ne dégageait pas d'acide sulfhydrique par l'acide chlorhydrique et s'y dissolvait en totalité.

Troisième lavage.—Il avait la couleur d'une solution saline de peroxyde de fer ; il exhalait une odeur prononcée d'acide butyrique. Soumis à la distillation, il donna un produit légèrement acide à l'hématine, et qui renfermait, en outre, de l'ammoniaque, qui devint très-sensible lorsqu'on y ajouta de la baryte. La liqueur évaporée donna du *butyrate de cette base* qui se prit en vernis transparent. Je ne sais s'il n'était pas mêlé d'acétate. Le résidu de la distillation avait déposé du peroxyde de fer, du sulfate de chaux. Il me parut contenir du butyrate de peroxyde de fer mêlé d'une quantité notable d'acétate.

Le résidu du troisième lavage agissait sensiblement sur l'aiguille aimantée et ne renfermait pas de fer sulfuré. Il fut dissous en totalité par l'acide chlorhydrique, en dégageant une odeur butyrique sans acide sulfhydrique.

Je dois faire remarquer que, dans les trois flacons où il y avait eu oxydation du fer sous l'influence de l'eau et de l'air, il s'était produit une quantité très-notable d'ammoniaque, conformément à ce qu'on savait déjà.

Examen d'une matière noire prise entre et sous les pavés de la rue Mouffetard, près du pont aux Tripes.

Cette matière avait une légère odeur d'écurie ; elle agissait sur l'aiguille aimantée : on la mit avec de l'eau dans un flacon fermé à l'émeri.

Après douze heures de macération, l'eau filtrée était légèrement alcaline, au papier rouge de tournesol.

Une goutte de sous-acétate de plomb qu'on y mêlait donnait un précipité dont la couleur rousse ne devenait sensible qu'en la comparant à du sous-carbonate de plomb parfaitement pur. L'eau n'était donc qu'excessivement peu sulfurée ; elle précipitait le chlorure de barium en sulfate de baryte, et l'oxalate d'ammoniaque en oxalate de chaux. L'acide sulfurique en dégageait une odeur analogue à celle qu'il donne quand on le mêle avec l'urine. L'eau évaporée laissa un résidu légèrement coloré, formé de sulfate et de sous-carbonate de chaux, de chlorure de sodium, de chlorure de magnésium, de silice, d'un sel ammoniacal et d'un phosphate.

Le résidu noir, épuisé par l'eau, fut réduit à un résidu de sable blanc par l'acide chlorhydrique. Il se dégagea de l'acide sulfhydrique en abondance qui noircissait immédiatement le papier de plomb, et la solution ne renfermait guère que du protoxyde de fer.

Cette matière noire est donc essentiellement formée de protosulfure de fer.

Conclusion générale de la première note.

Il est visible que la couche noire qui se trouve entre et sous les pavés des rues de Paris est une matière combustible qui défend les couches inférieures du sol de l'action de l'oxygène, que cette couche noire soit du fer métallique, de l'oxyde de fer intermédiaire ou du fer sulfuré, puisqu'elle tend, en définitive, à se changer en peroxyde de fer : elle apporte donc un obstacle réel à la transmission de l'oxygène que l'eau entraîne dans le sol, oxygène qui est nécessaire à la destruction des matières organiques qu'il contient, et par conséquent à son assainissement.

Je suis porté à penser, d'après ces faits et les expériences précitées, que le sulfure de fer des pavés et de la vase de la Bièvre provient de la réaction d'un sulfure soluble sur de l'oxyde de fer.

J'ai observé , il y a cinquante ans , dans des morceaux d'argile glaiseuse des bords de la vallée de la Loire, au-dessous du Pont-de-Cé, du phosphate de fer bleu qui paraissait provenir de la réaction du phosphate de peroxyde de fer contenu dans cette argile glaiseuse sur de la matière organique filamenteuse qui la pénétrait; car c'était dans le voisinage de celle-ci que se trouvait le phosphate bleu , qu'on sait aujourd'hui être un composé de phosphate de protoxyde de fer et de phosphate de peroxyde.

2ᵉ NOTE , page 245.

Nécessité d'un courant d'eau continu pour l'assainissement des ruisseaux.

Un courant d'eau fort et continu est nécessaire pour prévenir l'infiltration des eaux qui s'écoulent des maisons, et , à plus forte raison , des écuries et des étables , toutes les fois que les pavés des ruisseaux ne sont pas cimentés ; car , quelles que soient les précautions que l'on prenne , si le lavage n'est pas continu , il y aura toujours production d'ammoniaque, lorsque le ruisseau recevra des urines , et, si le sol contient du plâtre , il se formera du sulfure à cause de la stagnation des liquides organiques dans les interstices des pavés. Telle est la cause de l'infection de presque tous les ruisseaux de Villejuif en été et en automne. La première condition pour l'assainissement de cette commune serait d'augmenter la pente des ruisseaux et d'en cimenter les pavés.

3ᵉ NOTE , page 246.

Proportion de la matière fixe contenue dans quelques eaux naturelles.

Il n'est pas inutile de donner , dans cette note, la proportion de résidu salin fixe que l'on trouve dans les eaux appelées de source , de fleuve , de rivière , de puits , de puits artésiens et de l'eau de mer. Les résultats que je donne sont presque tous le produit de mes propres expériences.

Les eaux les plus pures qu'on appelle de source, sortant des roches granitiques ou quartzeuses , renferment pour

1000 parties en poids...................... 0,09 à 0,10 de résidu.

Les eaux de fleuves et de grandes rivières en renferment pour 1000 parties en poids............ .... 0,17 à 0,20 de résidu.

Exemple : Seine , Marne.

Les eaux de petite rivière des pays calcaires en renferment pour 1000 parties en poids....................... .... 0 18 de résidu.

Exemple : l'Ourcq.

Les eaux de puits des terrains calcaires en renferment pour 1000 parties
en poids...................................., 0,885 de résidu.
Exemple : puits de Paris.
Les eaux des puits artésiens peuvent varier beaucoup. *Exemple* :
1000 parties en poids d'eau du puits de Grenelle.......... 0,13 à 0,16
1000 — — de la Tour-de-Charlemagne de Tours.. 0,293
1000 — — de Saint-Gatien de Tours............ 0,314
1000 — — de la Riche de Tours................ 0,325
Les eaux de l'Océan contiennent pour 1000 parties en poids. 37,700
On rend l'eau de puits de Paris propre à dissoudre le savon en ajoutant
par litre 5ᵍ,5 à 6 gr. de sous-carbonate de soude cristallisé ; pour l'eau de
Seine , il suffirait de 1ᵍ,35 à 1ᵍ,45 du même sel.

4ᵉ NOTE, pages 257 et 258.

Sur la théorie du drainage.

Ayant montré l'inconvénient de la présence des matières oxygénables
pour la végétation dans un sol où l'oxygène ne pénètre pas, j'ai pu envisager le drainage de la manière suivante dès que les bons effets en furent
constatés. Je reproduis un passage du *Bulletin des séances* de la Société
nationale et centrale d'agriculture, 1850 à 1851, 2ᵉ série, tome VI, p. 165 :
« M. Chevreul fait observer qu'il y a, dans la pratique du drainage, un
« fait digne d'attention, c'est le renouvellement de l'eau, qui détermine
« toujours l'introduction d'une certaine quantité d'air dans le sol ; or cette
« circonstance exerce une grande influence sur le bon résultat de la végé-
« tation. L'eau privée d'air, qui séjourne dans le sol, y cause toujours des
« effets nuisibles, ainsi qu'on le remarque pour les arbres des boulevards
« de Paris, dont le milieu terrestre se trouve souvent dans des conditions
« telles, que l'air qui peut y pénétrer a perdu son oxygène avant de pou-
« voir être absorbé par les racines, l'oxygène s'étant porté sur les matières
« organiques qui pénètrent le sol.
« M. Chevreul ne doute pas qu'un des grands avantages du drainage ne
« tienne à cette circulation de l'air qu'il établit entre l'atmosphère et le sol
« au moyen du mouvement de l'eau. »
Cette manière d'envisager le drainage a dû se présenter immédiatement
à mon esprit dès que les bons effets en furent constatés ; car la théorie de
l'assainissement du sol, donnée dans ce mémoire, reposant sur la réaction
de l'oxygène et des matières organiques combustibles, j'ai montré la nécessité du mouvement de l'eau aérée dans le sol pour brûler ces matières,
et d'un autre côté l'heureuse influence des puits pour concourir à ce résultat en appelant les eaux qui sont en amont de leur fond. En se représentant
une série de puits sur une même ligne, il est évident qu'ils figurent une
ligne de tuyaux de drainage qui serait à découvert. — Si nous ajoutons la
nécessité de l'eau aérée pour les racines des végétaux et le mouvement de
l'eau qui ne peut avoir lieu que dans un sol meuble ou non compacte, l'explication du bon effet du drainage sera complète.

5ᵉ NOTE.

Sur la désinfection des matières fécales au point de vue de l'agriculture.

Je crois utile de reproduire ici un passage du *compte rendu des séances de la Société nationale et centrale d'agriculture*, 2ᵉ série, tome VI, page 249 :

« M. Chevreul dit qu'il faut faire plusieurs distinctious quand on parle « de désinfection et d'engrais.

« A. La DÉSINFECTION est pour le vulgaire la disparition de la mauvaise « odeur qu'exhale une matière ordinairement d'origine organique.

PREMIER EXEMPLE. — *Le chlore humide décomposant l'acide sulfhydrique.*

« Il se produit alors de l'acide sulfurique qui est inodore, et de l'acide « chlorhydrique qui, moins odorant que ne l'est l'acide sulfhydrique, cesse « de l'être pour peu qu'il soit étendu d'eau.

DEUXIÈME EXEMPLE. — *Le chlore décomposant l'ammoniaque.*

« Il se dégage alors de l'azote, et il se produit du chlorhydrate d'ammo- « niaque, qui sont tous les deux inodores ; mais, si le chlorhydrate d'am- « moniaque a le contact d'une matière alcaline, il devient odorant en exha- « lant de l'ammoniaque, par la raison que, le chlore n'ayant décomposé « que le quart de la quantité d'ammoniaque dont il a neutralisé l'odeur, la « matière alcaline met cette ammoniaque en liberté.

TROISIÈME EXEMPLE. — *L'eau, tenant une matière animale en dissolution, répand par la putréfaction une mauvaise odeur qu'elle perd si on la passe dans un filtre de charbon.*

« Mais, si l'eau filtrée est abandonnée à elle-même dans un air chaud, elle « redevient odorante, comme M. Vauquelin l'a observé en essayant les pre- « miers filtres de charbon de Cuchet.

« L'explication de ce fait est fort simple. Le charbon absorbe les gaz ou « vapeurs odorantes, mais il laisse passer la plus grande partie de la ma- « tière organique inodore ; il en résulte que l'eau désinfectée, abandonnée à « elle-même dans des circonstances convenables, fermente de nouveau jus- « qu'à la destruction complète de la matière organique.

« B. L'ENGRAIS, considéré en général, peut être défini une matière propre « à servir au développement des plantes.

« L'engrais peut être odorant, comme le fumier, les excréments ; ino- « dore comme la corne, la laine, les cheveux, les os moulus, le sang des- « séché ; et si on ne peut affirmer que toute matière aériforme indistinc- « tement, dégagée des excréments, qu'elle soit inodore comme le sont « l'hydrogène, le gaz carbonique, ou odorante comme le sont l'ammo- « niaque, l'acide sulfhydrique, des carbures d'hydrogène, des acides or-

« ganiques, est assimilable aux végétaux, on ne peut nier que la plupart
« des matières exhalées de l'engrais le soient : on peut donc dire qu'empê-
« cher l'exhalaison de ces matières en les transformant en corps inertes
« dans la végétation, c'est appauvrir l'engrais ; et l'on doit ajouter que tout
« désinfectant qui produira ce résultat sera, par là même, un désinfectant
« énergique.

« On voit, dès lors, l'écueil à éviter, lorsqu'il s'agit de désinfecter des ma-
« tières destinées ultérieurement à servir d'engrais ; si l'on considère, en
« outre, qu'il est tel agent désinfectant qui serait de nature à nuire à la végé-
« tation par les composés auxquels il donnerait naissance ; on voit que, avant
« de préconiser un procédé de désinfection pour des matières destinées
« à servir d'engrais, il y a nécessité de savoir quelle est l'influence, sur
« les végétaux, de ces matières désinfectées. En prenant pour désinfec-
« tants les corps qui agissent par affinité capillaire, c'est-à-dire par leurs
« surfaces, comme le font les corps poreux, tels que le charbon, on em-
« ploie les agents les moins susceptibles de diminuer la quantité des en-
« grais ; car leur action se borne à en ralentir la décomposition : ils ne peu-
« vent donc avoir d'autre inconvénient que de ne pas fournir à la végétation
« ce qui lui est nécessaire dans un temps déterminé, et de ne pas donner à
« toutes les particules terreuses du sol la matière propre à l'alimentation
« végétale que l'engrais leur aurait communiquée s'il eût été employé sans
« préparation préalable ; car le grand avantage d'enfouir les engrais odo-
« rants à l'état frais, c'est de pénétrer toutes les parties du sol qui peuvent
« recevoir les émanations de matières que les plantes s'assimileront plus
« tard. Il est rigoureusement vrai de dire qu'une terre bien meuble, dans la-
« quelle on répand ces sortes d'engrais, doit être considérée comme un
« corps poreux désinfectant.

« Après ces considérations, M. Chevreul donne quelques détails sur le
« procédé de désinfection par le sulfate de zinc, et fait observer qu'on ne
« peut apprécier exactement quelle sera l'action des sels de ce métal,
« attendu qu'il n'est pas à sa connaissance qu'on ait encore trouvé des tra-
« ces de cette substance dans les végétaux. C'est, au reste, ajoute M. Che-
« vreul, une question toute nouvelle. Si la théorie des engrais n'a pas été
« bien présentée dans ces derniers temps, c'est que, comme il vient de le
« dire, la question de salubrité a fait perdre de vue l'influence que les
« agents de désinfection pouvaient exercer sur la qualité de l'engrais. Il
« est certain que la meilleure manière d'user de l'engrais humain, en agri-
« culture, serait de l'employer sans être désinfecté, comme on le fait en
« Flandre, dans la vallée de Grésivaudan et dans d'autres localités ; mais
« les habitudes des populations où cette manière d'employer l'engrais n'est
« pas pratiquée obligeant de recourir aux procédés de désinfection, ces
« procédés se trouvent par là même justifiés au point de vue de la salubrité
« des villes. »

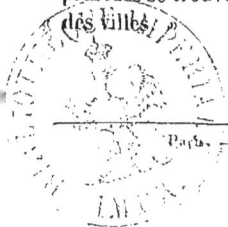

www.ingramcontent.com/pod-product-compliance
Lightning Source LLC
Chambersburg PA
CBHW071409200326
41520CB00014B/3359